药学类 专业实验教学指导丛书

Medicine

药剂学实验指导

主　编　韩秀凤　党利利
参　编　孙逸来

重庆大学出版社

内 容 提 要

本书是药学类专业“药剂学”教材配套实验用书，其内容服务于药学专业人才培养目标，同时与执业药师岗位需求相衔接。全书共分为三部分内容：第一部分内容为液体制剂实验，包括溶液剂、酊剂、胶浆剂、混悬剂、乳剂的制备；第二部分为固体制剂实验，包括散剂、颗粒剂、片剂、栓剂、丸剂的制备；第三部分为半固体制剂，包括软膏剂与乳膏剂的制备。其中，酊剂与丸剂的制备主要针对中药制剂。

本书适用于高等院校药学、药品生产技术、药品质量与安全、药品经营与管理等专业学生的实验教学与技能操作指导。

图书在版编目(CIP)数据

药剂学实验指导 / 韩秀凤，党利利主编. -- 重庆：重庆大学出版社，2022.8

(药学类专业实验教学指导丛书)

ISBN 978-7-5689-3480-0

Ⅰ. ①药… Ⅱ. ①韩… ②党… Ⅲ. ①药剂学—实验—医学院校—教学参考资料 Ⅳ. ①R94-33

中国版本图书馆 CIP 数据核字(2022)第 131286 号

药剂学实验指导

主　编　韩秀凤　党利利

策划编辑　范　琪

责任编辑：文　鹏　　版式设计：范　琪

责任校对：夏　宇　　责任印制：张　策

*

重庆大学出版社出版发行

出版人：饶帮华

社址：重庆市沙坪坝区大学城西路 21 号

邮编：401331

电话：(023) 88617190　88617185(中小学)

传真：(023) 88617186　88617166

网址：http://www.cqup.com.cn

邮箱：fxk@cqup.com.cn (营销中心)

全国新华书店经销

重庆华林天美印务有限公司印刷

*

开本：787mm×1092mm　1/16　印张：5.25　字数：147 千

2022 年 8 月第 1 版　2022 年 8 月第 1 次印刷

印数：1—4 000

ISBN 978-7-5689-3480-0　定价：19.00 元

药学类专业实验教学指导丛书
编写说明

“药学类专业实验教学指导丛书”坚持现代职业教育改革方向，体现高等职业教育特色，以技能训练为主线，以岗位需求为导向，以学生就业创业能力培养为核心，依据最新修订的药学专业人才培养方案、专业核心课程的课程标准、实验大纲、考试大纲，结合全国高职高专药学类专业教材及实验教学的现状与发展需求，组织相关教师悉心编写而成。

本套教材共8册，主要供药学类相关专业实验教学、技能训练使用，力求优化专业实验教学全过程，努力提高技能水平。重点突出以下特点：

1. **适应发展需求，体现专业特色**。考虑药学行业对技术技能型人才的需求，结合职业教育快速发展的实践经验，编写内容注重培养学生的专业技能、科学素质和职业能力，帮助学生培养创新思维，提高创新能力、实践能力和解决问题的能力，充分调动学生学习的主动性、积极性，训练学生的实践设计能力、实际操作能力、分析判断能力和团结协作能力，突出专业特色。

2. **精选实验项目，理论联系实际**。紧扣课程标准及最新版规划教材，围绕实验大纲和考试大纲，总结实验教学经验，精选实验项目和实验内容，理论联系实际，具有很强的可操作性。

3. **加强学习指导，优化实验过程**。实验指导包括实验准备（预习指导、实验预试、用品准备等）、实验指导（仪器用品选择、操作指导、记录指导）、实验整理（用品整理、实验小结、完成报告）、实验评价（实验技能测试评价、实验报告评价、实验考核）等，力求实现理实一体化。

4. **设计表格模块，创新编写形式**。在保持实验主体内容的基础上，表格化设计了“实验预习、预试”“实验用品准备”“实验过程（内容、操作、记录）”等模块，并附有实验报告，强化实验全程的指导和引领，帮助学生理清思路，体现“做中教，做中学”的现代职业教育理念，有“会操作、能思考、善总结”的职业风范，提高学生分析和解决问题的能力。

5. **对接技能大赛，规范操作技能**。结合课程技能操作要求，各实验指导附有综合实训技能测试与评价（或中药传统技能竞赛方案），既可作为学生基本技能训练的操作指南，规范操作，提高能力，增强岗位竞争力，又可作为测试标准，用于评价技能水平。

本实验指导丛书编写过程中参阅并引用了部分教材、有关著作和大量实践资料，从中借鉴了许多有益的内容，在此向原作者及出版社深表敬意和感谢！同时，有关药学部门、药品生产企业及大专院校同人提出了宝贵意见和建议，全体编者以高度负责、严谨认真的态度为编写工作付出了大量心血，药学教学部领导及药学教研室对编写工作的顺利进行给予了大力支持，在此一并表示衷心感谢！在今后的教学使用过程中，欢迎师生提出宝贵意见和建议，以便及时更正并修改完善。

甘肃中医药大学定西校区
药学教研室

前言

本书以药剂学课程标准、实验大纲、考试大纲为依据，结合学生的学习特点及实验教学的实际需要编写而成，主要供高等院校药学、药品生产技术、药品质量与安全、药品经营与管理等专业的实验教学选择使用。

本书以相关的课程内容为基础，安排了 12 个实验项目，涉及生活中常见的溶液剂、酊剂、胶浆剂、混悬剂、乳剂、散剂、颗粒剂、片剂、栓剂、软膏剂、乳膏剂和中药丸剂的制备，强调不同制剂的处方设计和制备工艺流程，展现了制剂成品的剂型特点，指导学生正确使用常见的制药生产设备，培养学生严谨的工作态度。

本书实验项目的设计思路以实验前—实验中—实验后为主线，包括实验前对实验目的与原理的掌握、实验药品与器材的准备；实验中对制剂处方的合理分析、操作流程的熟练准确、注意事项的严谨规范；实验后的结果分析与处理、问题反思与改进、思考题作答，强化了实验的全程指导，有助于学生理清思路，加深对实验的掌握，也体现了理论与实践相结合。

本书在编写过程中获得了甘肃中医药大学院校领导及老师的大力支持，在此表示衷心的感谢。由于编者的水平有限，教材中难免有不足之处，恳请读者批评指正。

编　者

2021 年 3 月

目录

实验 1
低分子溶液剂的制备

实验学时:2 学时

一、实验目的

(1)掌握低分子溶液剂制备过程中的各项基本操作。
(2)熟悉低分子溶液剂的制备方法及质量检查。
(3)了解液体制剂中常用附加剂的正确使用方法。

二、实验原理

低分子溶液型液体制剂(低分子溶液剂),系指药物以小分子或离子形式(直径小于 1 nm)分散于溶剂中制成的供内服或外用的均相液体制剂,外观均匀、澄明。溶剂大多数为水,也可用乙醇或脂肪油等。

低分子溶液剂的制备方法有溶解法、稀释法、化学反应法。其中,溶解法最常用。制备工艺流程为:称量→溶解→过滤→混合→调整容量→质量检查→包装。

在低分子溶液剂的制备过程中,常加入一些附加剂,如增溶剂、助溶剂、潜溶剂、防腐剂、抗氧剂、甜味剂、着色剂等。其中,增溶剂、助溶剂与潜溶剂均可用来增加药物的溶解度,在制备流程中应先加入。

三、实验材料

1. 药品
碘,碘化钾,纯化水。
2. 器材
天平,称量纸,药匙,量筒,烧杯,玻璃棒。

四、实验内容

处方及处方分析:复方碘溶液的制备

【处方】	【处方分析】
碘 2.5 g	主药

碘化钾 5.0 g　　　　　助溶剂
纯化水加至 50 mL　　　溶剂

实验过程	实验操作步骤	实验记录
操作准备	(1)台面整洁。 (2)容器清洁。 (3)天平调零校准。	
操作过程	(1)称取碘化钾 5.0 g 至烧杯中,加纯化水约 5 mL,搅拌使其溶解。 (2)称取碘 2.5 g,加入烧杯,搅拌使其全部溶解。 (3)加纯化水至全量,混匀即得。	
质量评价	成品的外观性状:本品应为深棕色澄明液体,有碘臭。	

五、注意事项

(1)碘具有腐蚀性、挥发性,称量时可用玻璃器皿或硫酸纸,不宜用称量纸,以免腐蚀天平;不宜长时间露置于空气中,切勿接触皮肤与黏膜。

(2)碘化钾为助溶剂、稳定剂,因碘有挥发性又难溶于水,碘化钾可与碘生成易溶性络合物而溶解,同时此络合物可减少刺激性,减少碘挥发而增强制剂的稳定性。反应式为:

$$I_2 + KI \longrightarrow KI_3 + KI_5 + KI_7$$

(3)制备时,为加速碘的溶解,宜将碘化钾加等量纯化水配成近饱和溶液,然后加入碘溶解。

(4)碘溶液具有氧化性,应贮存于密闭玻璃塞瓶内,不得直接与木塞、橡胶塞及金属塞接触。为避免腐蚀,可加一层硫酸纸衬垫。

(5)本品一般不过滤,若需过滤,宜用垂熔玻璃滤器。

六、作用与用途

本品可调节甲状腺功能,用于碘缺乏引起的疾病,如甲状腺肿大、甲状腺功能亢进等的辅助治疗。

七、思考题

(1)有哪些常用的增溶剂、助溶剂、潜溶剂?

(2)碘化钾在复方碘溶液中起何作用?

(3)增加药物溶解度的方法有哪些?

实验 2

酊剂的制备

实验学时:2 学时

一、实验目的

(1)通过橙皮酊的制备,掌握浸渍法的操作要点。

(2)熟悉酊剂的特点。

(3)了解酊剂的质量检查。

二、实验原理

酊剂系指原料药物用规定浓度的乙醇提取或溶解而制成的澄清液体制剂,也可以用流浸膏稀释制成,供口服或外用。酊剂不加糖或蜂蜜矫味或着色,含药浓度随药材而异。除另有规定外,含有毒性药的酊剂,每 100 mL 相当于原药材 10 g;其他酊剂,每 100 mL 相当于原药材 20 g。

酊剂的溶剂为乙醇,由于乙醇对药材中各成分的溶解能力因乙醇的浓度不同而具有不同的选择性,故酊剂中的杂质较少,成分较纯净,有效成分含量高,剂量小,服用方便,且不易生霉。但乙醇有一定的药理作用,临床应用受到一定的限制,如小儿、孕妇、高血压及心脏病患者不宜服用。

酊剂的制备可用浸渍法、渗漉法、溶解法、稀释法,具体选用应根据药物的特性而定。浸渍法是将药材用适当的浸出溶剂在常温或加热条件下浸泡一定时间,使其所含有效成分浸出的一种常用方法。工艺流程为:配料→粉碎→浸渍(间歇振摇)→分离上清液→压榨药渣→合并静置→过滤→浸出液。此法操作简便,设备简单,适用于黏性药材、无组织结构的药材、新鲜及易于膨胀药材的浸取,尤其适用于有效成分遇热易挥发或易破坏的药材。但是,此法浸出效率差,有效成分浸出不完全,故不适用于贵重药材、毒性药材及有效成分含量低的药材的提取或制备较高浓度的制剂。

酊剂应检查乙醇含量、甲醇量、装量、微生物限度等。除另有规定外,酊剂应置遮光容器内密封,置阴凉处贮存。久置产生沉淀时,在乙醇量和有效成分含量符合各种规定的情况下,可滤过除去沉淀。

三、实验材料

1. 药品

橙皮,乙醇,纯化水。

2. 器材

研钵,药筛,天平,药匙,称量纸,磨塞广口瓶,量筒,纱布,烧杯,漏斗,铁架台。

四、实验内容

处方及处方分析:橙皮酊的制备

【处方】	【处方分析】
橙皮(最粗粉) 10 g	主药
乙醇(60%) 适量	溶剂
共制备 50 mL	

实验过程	实验操作步骤	实验记录
操作准备	(1)台面整洁。 (2)容器清洁。 (3)研钵、药筛清洁干燥。 (4)橙皮干燥。 (5)天平调零校准。	
操作过程	(1)将干燥的橙皮研磨至最粗粉。 (2)称取橙皮 10 g,置于磨塞广口瓶中,加入 60% 乙醇 50 mL,密盖,浸渍 3 ~5 日。 (3)倾取上清液,用纱布过滤。 (4)压榨残渣,压榨液与滤液合并。 (5)加 60% 乙醇至全量,静置 24 h,滤过即得。	
质量评价	成品的外观性状:本品应澄清,久置允许有少量摇之即散的沉淀。	

五、注意事项

(1)新鲜橙皮与干燥橙皮的挥发油含量相差较大,故规定用干橙皮投料。

(2)浸出溶剂乙醇的浓度不宜过高,以防止橙皮中树脂、黏胶质浸出过多。

(3)橙皮应粉碎成粗颗粒后再加入 60% 乙醇浸泡,以利于橙皮中的挥发油及黄酮类成分浸出。

(4)浸出过程中应密盖,注意适宜的温度并经常振摇,以防溶剂和成分挥发,同时提高浸出效能。

(5)药渣经压榨后,因细胞破裂不溶性成分进入浸出液中,故最好放置一昼夜或更长时间后滤过,除去沉淀,使成品澄清。

(6)本品乙醇量应为48% ~58%,久置产生沉淀时,在乙醇量和有效成分含量符合各种规定的情况下,可滤过除去沉淀。

六、作用与用途

本品为芳香或苦味健胃药,亦有祛痰作用,常用于配制橙皮糖浆。

七、思考题

(1)橙皮酊除用浸渍法制备外,还可以用哪些方法以增加浸出效率?

(2)酊剂需要加入防腐剂吗? 为什么?

实验 3
高分子溶液剂的制备

实验学时:2 学时

一、实验目的

(1)掌握高分子溶液剂的制备方法。
(2)熟悉高分子药物的溶解特性。
(3)了解液体制剂中常用的附加剂。

二、实验原理

高分子溶液剂系指高分子化合物溶解于溶剂中制成的均相液体制剂,属于热力学稳定系统,其稳定性主要由高分子化合物的水化作用和电荷两方面决定。

高分子溶液剂的制备多采用溶解法,主要包括三个过程:有限溶胀—无限溶胀—溶解。

有限溶胀:水分子渗入高分子化合物分子间的空隙中,与高分子中的亲水基团发生水化作用而使体积膨胀、使高分子空隙间充满水分子的过程。该过程往往自发进行。

无限溶胀:由于高分子空隙间存在水分子,降低了高分子内分子间的作用力,溶胀过程继续进行,最后使高分子化合物完全分散在水中形成高分子溶液的过程。该过程常需搅拌或加热等操作才能完成。

高分子溶液剂的制备工艺流程:称量→有限溶胀→无限溶胀→溶解→混合→定容→检查→包装。

三、实验材料

1. 药品

胃蛋白酶,稀盐酸,蔗糖,橙皮酊,羟苯乙酯,乙醇,纯化水。

2. 器材

天平,称量纸,药匙,量筒,烧杯,电热板,玻璃棒,温度计,脱脂棉,漏斗,铁架台。

四、实验内容

处方及处方分析:胃蛋白酶合剂的制备

【处方】	【处方分析】
胃蛋白酶 1 g	主药
稀盐酸 1 mL	pH 调节剂
单糖浆 5 mL	矫味剂
橙皮酊 1 mL	芳香苦味健胃剂
羟苯乙酯溶液(5%) 0.5 mL	防腐剂
纯化水加至 50 mL	溶剂

实验过程	实验操作步骤	实验记录
操作准备	(1)台面整洁。 (2)容器清洁。 (3)天平调零校准。 (4)电热板正常加热。	
操作过程	单糖浆的制备: (1)量取纯化水 45 mL 至烧杯中,加热煮沸。 (2)称取蔗糖 85 g 加入沸水中,不断搅拌,溶解后继续加热至 100 ℃使溶液澄清。 (3)将脱脂棉置于漏斗中,将上述液体趁热过滤。 (4)自滤器上方加适量煮沸过的纯化水,使其冷至室温时为 100 mL,搅匀即得。	
	胃蛋白酶合剂的制备: (1)取 40 mL 纯化水,加入稀盐酸、单糖浆,搅匀。 (2)将胃蛋白酶分次撒在液面上,使其自然吸水膨胀、溶解。 (3)将橙皮酊缓缓加入,搅匀。 (4)将羟苯乙酯醇溶液缓缓加入,边加边搅拌。 (5)加纯化水至全量,轻轻混匀,即得。	
质量评价	成品的外观性状:本品应均匀、澄明。	

五、注意事项

(1)本品中的胃蛋白酶消化力为 1∶3 000 以上,在 pH 值为 1.5～2.5 时活性最大,因此处方中加稀盐酸调节 pH 值。但胃蛋白酶不得与稀盐酸直接混合,需加纯化水稀释后配制,因盐酸含量超过 5% 时,可破坏胃蛋白酶活力。

(2)胃蛋白酶极易吸潮,称取操作应迅速;溶解时,应撒布在液面上,静置使其充分吸水溶胀;温度过高(40 ℃以上)时易失活,故不宜用热水配制或加热;也不宜剧烈搅拌,以免影响胃蛋白酶活力,宜新鲜配制。

（3）本品亦可加适量甘油（10% ~20%）代替单糖浆，以增加胃蛋白酶的稳定性。还可以加酊剂矫味，该制剂的含醇量不应超过10%。

（4）本品不宜过滤，因胃蛋白酶带正电荷，而润湿的滤纸或棉花带负电荷，过滤时易吸附胃蛋白酶。如必须过滤时，滤材需先用相同浓度的稀盐酸润湿，以饱和滤材表面的电荷，避免影响胃蛋白酶活力，然后再过滤。

六、作用与用途

本品为助消化药，用于缺乏胃蛋白酶或病后消化功能减退引起的消化不良症。

七、思考题

（1）高分子化合物与低分子化合物的溶解有何不同？

（2）高分子化合物与低分子化合物溶液的稳定性有何不同？

实验 4

混悬剂的制备

实验学时:2 学时

一、实验目的

(1)掌握混悬剂的制备方法。

(2)熟悉混悬剂的质量评定方法。

(3)了解混悬剂制备过程中稳定剂的选择。

二、实验原理

混悬型液体制剂(混悬剂)系指难溶性药物以固体微粒状态分散于分散介质中形成的非均相液体制剂。分散相微粒直径一般为0.5~10 μm,小者可为0.1 μm,大者可达50 μm或更大。分散介质大多数为水,也可用植物油。

混悬剂的质量应严格控制:药物本身的化学性质稳定,使用或贮存期间含量符合要求;颗粒细腻均匀,大小符合剂型要求;颗粒的沉降速度要慢,沉降后不应结块,经振摇后能均匀分散;稠度应符合要求,口服混悬液的色香味应适宜,贮存期间不得霉败;外用者应均匀涂布,不易流散,能较快干燥,干燥后留下不易擦掉的保护层;标签上应注明"用前摇匀"。

混悬剂既是热力学不稳定系统,也是动力学不稳定系统,其稳定性与下列因素有关:混悬微粒的沉降,混悬微粒的润湿,混悬微粒的电荷与水化,絮凝与反絮凝,晶型的转变与结晶增长,分散相的浓度和温度。为增加其物理稳定性,在制备时常加入使混悬剂稳定的附加剂,称为稳定剂,主要包括助悬剂、润湿剂、絮凝剂、反絮凝剂、结晶生长抑制剂。其中,增加混悬剂动力学稳定性的最有效方法就是减小微粒半径。

制备混悬剂时,应考虑尽可能使混悬剂分散均匀,降低微粒的沉降速度,使混悬剂稳定,其制备方法有分散法和凝聚法。

分散法是将粗颗粒的药物粉碎成符合要求的微粒,再分散在液体分散介质中制成混悬剂的方法。对氧化锌、炉甘石、碱式硝酸铋、碳酸钙、碳酸镁、磺胺类等亲水性药物,一般先干研到一定程度,再加液研磨到适宜分散度,最后加入处方中其余的液体至全量。加液研磨可使粉碎过程易于进行,加入的液体量一般为1份药物加0.4~0.6份液体,即能产生最大的分散效果。对疏水性药物,如硫黄,其表面吸附大量空气,易漂浮在水面上,不能被水润湿,必须加入一定量的润湿剂，与药物研匀以驱逐微粒表面的空气，再加液体混合研匀。对质重、硬度大的药物，可采用"水飞法"，使药物粉碎到极细程度。

混悬剂的质量优劣应按质量要求进行评定，评定方法有：微粒大小的测定，沉降体积比的测定，絮凝度的测定，重新分散试验，ζ 电位的测定与流变学测定等。

沉降体积比是指沉降物的体积与沉降前混悬剂的体积比，计算公式为：

$$F = \frac{V}{V_0} = \frac{H}{H_0}$$

F 值可用于比较两种混悬剂的稳定性，用来测评稳定性的效果以及比较处方的优劣，其范围为 0 ~ 1，值越大，混悬剂越稳定。《中国药典》2015 版规定，口服混悬剂（包括干混悬剂）的 F 值应不低于 0.90。

三、实验材料

1. 药品

炉甘石，氧化锌，甘油，羧甲基纤维素钠，纯化水。

2. 器材

天平，称量纸，药匙，乳钵，药筛（120 目），量筒，烧杯，电热板，温度计，玻璃棒，试管，试管架，直尺。

四、实验内容

处方及处方分析：炉甘石洗剂的制备

【处方】	【处方分析】
炉甘石 4 g	主药
氧化锌 4 g	主药
甘油 5 mL	润湿剂
羧甲基纤维素钠 0.25 g	助悬剂
纯化水 加至 50 mL	

实验过程	实验操作步骤	实验记录
操作准备	（1）台面整洁。 （2）容器清洁。 （3）乳钵、药筛洁净干燥。 （4）天平调零校准。 （5）电热板正常加热。	
操作过程	（1）称取炉甘石、氧化锌，共置乳钵中研细。 （2）量取甘油，与上述粉末混合，加入适量纯化水研磨成糊状。 （3）称取羧甲基纤维素钠置烧杯中，加纯化水约 15 mL 溶解后，分次加入上述糊状液中，随加随研磨。 （4）加入纯化水约 10 mL，研匀，转移至 50 mL 量筒中。 （5）加纯化水至总量 50 mL，搅匀，即得。	

续表

实验过程	实验操作步骤	实验记录
质量评价	外观性状:本品应为淡红色混悬液,颗粒应细微、分散均匀、不易分层。	
	沉降体积比的测定:将制备好的混悬剂转移到带塞的试管中,用力振摇后静置,记录沉降物的开始高度 H_0。再分别记录 5 min、10 min、30 min、60 min、90 min、120 min 后的沉降物的最终高度 H,计算不同时间点的沉降体积比。	

五、注意事项

(1)炉甘石洗剂中的炉甘石与氧化锌应混合过 120 目筛,二者均为亲水性药物,可被水润湿。先加入适量甘油研磨成糊状,有利于粉末在水中分散,可防止颗粒聚集,振摇时易于悬浮。加甘油和适量水进行研磨时,加水的量以成糊状为宜,太干或太稀均会影响粉碎效果。

(2)用分散法制备混悬剂,关键是混悬微粒的大小与均匀程度,具体操作时使用加液研磨法分散药物,形成符合要求的混悬微粒。因此研磨的力度要大,时间要足够长。

(3)羧甲基纤维素钠为高分子化合物,溶解需要有溶胀过程,应分次撒入使其吸水膨胀。其在冷水中溶解缓慢,宜用热水溶解,故在实验中可用水浴加热加快溶解速度,但加热温度不宜超过 80 ℃。且不宜过多搅拌,否则易形成团块不易溶解,也会产生不易消除的大量气泡。

(4)炉甘石洗剂的处方拟定时,应注意稳定剂的使用。如应用高分子物质(如纤维素类衍生物)作助悬剂;应用三氯化铝作絮凝剂;应用聚山梨酯 80 在混悬颗粒周围形成保护膜;应用枸橼酸钠作反絮凝剂来提高混悬剂的稳定性。

六、作用与用途

本品具有轻度收敛止痒作用,局部涂擦用于急性湿疹、亚急性皮炎。

七、思考题

(1)炉甘石洗剂采取了哪些措施增加稳定性?混悬剂还可以采取哪些措施增加其稳定性?

(2)混悬剂的质量评价方法有哪些?

实验 5

乳剂的制备

实验学时:2 学时

一、实验目的

(1)掌握乳剂的制备方法。

(2)熟悉乳剂的鉴定方法。

(3)了解乳剂的形成条件。

二、实验原理

乳浊液型液体制剂(乳剂)系指两种互不相溶的液体,其中一种液体以小液滴状态分散在另一种液体中所形成的非均相液体制剂。形成液滴的液体称为分散相、内相或非连续相,直径为 0.1 ~100 μm;包在外面的另一液体则称为分散介质、外相和连续相。

乳剂可供口服或外用,经灭菌或无菌操作法制备的乳剂也可供注射用。

乳剂根据内、外相组成的不同分为 O/W 型和 W/O 型等类型,可用稀释法(水)和染色镜检(水/油性染料)等方法进行鉴别。

乳剂属于热力学和动力学均不稳定的非均相体系,它的不稳定性主要表现为转相、分层、絮凝、破裂及酸败等现象。为提高其稳定性,处方中常加入乳化剂。乳化剂可在分散液滴表面形成单分子膜、多分子膜、固体粉末膜等界面膜,降低界面张力,防止液滴相遇时发生合并。常用的表乳化剂有:

(1)天然乳化剂:阿拉伯胶、西黄蓍胶、明胶、磷脂等。

(2)表面活性剂:

① 阴离子型:一价碱金属皂、二价金属皂、有机胺皂等。

② 非离子型:司盘类、吐温类、卖泽类、苄泽类、泊洛沙姆等。

(3)固体粉末乳化剂:氢氧化镁、氢氧化铝、二氧化硅、硅皂土、白陶土、氢氧化钙、氢氧化锌、硬脂酸镁。

(4)辅助乳化剂:鲸蜡醇、蜂蜡、单硬脂酸甘油酯、硬脂酸、硬脂醇等。

乳化剂的选择应根据乳剂的类型、乳化剂性能、乳剂的给药途径等综合考虑,通常将乳化剂混合使用,使乳化剂的适应性增大,形成更牢固的乳化膜,并增加乳剂的黏度,从而增加乳剂的稳定性,以防止乳化剂单独使用时所产生的不稳定现象。

乳剂的形成条件:机械功,适宜的乳化剂,适宜的相比。

乳剂的制备方法有干胶法(油中乳化法)、湿胶法(水中乳化法)、新生皂法、两相交替加入法、机械法。其中,小剂量制备时可用乳钵研磨制得或在瓶中振摇制得,大量生产时可用搅拌机、乳匀机、胶体磨等完成。

干胶法是将水相加到含有乳化剂的油相中,即先将胶粉(乳化剂)与油按一定比例混合研匀,再加一定量的水研磨制成初乳,然后在研磨或搅拌下逐渐加水至全量。此法主要适用于以阿拉伯胶或阿拉伯胶与西黄蓍胶的混合胶作乳化剂的乳剂制备。

湿胶法是将油相加到含有乳化剂的水相中,即先将胶溶于水中制成胶浆作为水相,再将油相加入水相中研磨或搅拌制成初乳,然后在搅拌或研磨下逐步加水至全量。此法适用于制备比较黏稠的树脂类药物的乳剂。

新生皂法是将植物油与含碱的水相分别加热到一定的温度,搅拌混合时,两相界面上发生皂化反应,生成的肥皂类可以作为乳化剂,降低油水两相的界面张力,得到稳定的乳剂。

三、实验材料

1. 药品

液体石蜡,阿拉伯胶,羟苯乙酯,植物油,氢氧化钙,乙醇,纯化水。

2. 器材

天平,称量纸,药匙,乳钵,量筒,烧杯,玻璃棒,试管(带塞),玻璃瓶(带塞),胶头滴管。

四、实验内容

1. 处方及处方分析:液体石蜡乳的制备

【处方】	【处方分析】
液体石蜡 12 mL	主药(油相)
阿拉伯胶 4 g	乳化剂
羟苯乙酯醇溶液(5%) 0.1 mL	防腐剂
纯化水 加至 30 mL	

实验过程	实验操作步骤	实验记录
操作准备	(1)台面整洁。 (2)容器清洁干燥。 (3)天平调零校准。	
操作过程	干胶法: (1)将阿拉伯胶置于干燥乳钵中,加入液体石蜡中,研匀。 (2)一次加入纯化水 8 mL,不断研磨至发出噼啪声,即成初乳。 (3)加纯化水适量,研磨后,转移至量筒中。 (4)加入羟苯乙酯醇溶液。 (5)加纯化水至全量,混匀,即得。	

续表

实验过程	实验操作步骤	实验记录
操作过程	湿胶法： (1)取8 mL纯化水至烧杯中,加入阿拉伯胶粉配制成胶浆,置乳钵中为水相。 (2)将液体石蜡加入水相中,边加边研磨至初乳形成。 (3)加纯化水适量,研磨后转移至量筒中。 (4)加入羟苯乙酯醇溶液。 (5)加纯化水至全量,混匀,即得。	
质量评价	成品的外观性状。	

2. 处方及处方分析：石灰搽剂的制备

【处方】		【处方分析】
植物油	10 mL	油相
氢氧化钙饱和水溶液	10 mL	水相

实验过程	实验操作步骤	实验记录
操作准备	(1)台面整洁。 (2)容器清洁干燥。 (3)天平调零校准。	
操作过程	氢氧化钙饱和水溶液的配制： 取氢氧化钙0.3 g,置玻璃瓶中,加水100 mL并密塞,猛力振摇,放置1 h,取上清液。	
	新生皂法： 取植物油和饱和氢氧化钙水溶液,至具塞的试管中,用力振摇至乳剂生成。	
质量评价	成品的外观性状。	

3. 乳剂类型的鉴别：稀释法

实验过程	实验操作步骤	实验记录
操作准备	(1)台面整洁。 (2)容器清洁干燥。 (3)分别制得液体石蜡乳和石灰搽剂。	

续表

实验过程	实验操作步骤	实验记录
操作过程	取两支试管,分别加入液体石蜡乳和石灰搽剂各 10 滴,再加纯化水 5 mL,振摇混合。观察混匀情况:能在水中分散均匀、融为一体者为 O/W 型乳剂,反之为 W/O 型乳剂。	
鉴别结果	液体石蜡为______ 型,石灰搽剂为______ 型。	

五、注意事项

(1)干胶法与湿胶法制备初乳时,油、水、胶的比例要一定:乳化植物油时一般为4 ∶ 2 ∶ 1;乳化挥发油时为2 ∶ 2 ∶ 1;乳化液体石蜡时为3 ∶ 2 ∶ 1。

(2)制备初乳时,干胶法应用干燥乳钵,量油的量器不得沾水,量水的量器也不得沾油。油与胶应按比例充分混合,一次性加一定比例水,立即用力沿同一方向研磨,直至有噼啪声的初乳形成。研磨时不能改变研磨方向,也不宜间断研磨。

(3)湿胶法制备初乳时,油相要分次加入。

(4)制备 O/W 型乳剂,必须在初乳形成后,方可加水稀释。

(5)石灰搽剂是由氢氧化钙与植物油中所含的少量游离脂肪酸进行皂化反应,所形成的钙皂(新生皂)作乳化剂,乳化植物油而制成 W/O 型乳剂。植物油可为菜油、麻油、花生油、棉籽油等。

六、作用与用途

(1)液体石蜡乳为轻泻药,可用于治疗便秘,尤其适用于高血压、动脉瘤、痔、疝气及手术后便秘的患者,可减轻排便的痛苦。

(2)石灰搽剂用于轻度烫伤,具有收敛、止痛、润滑、保护等作用。

七、思考题

(1)石灰搽剂的乳化剂是什么?属于何种类型的乳剂?

(2)影响乳剂稳定性的因素有哪些?

(3)判断乳剂类型的方法有哪些?

(4)干胶法制备乳剂应注意什么?

实验 6
散剂的制备

实验学时:2 学时

一、实验目的

(1)掌握散剂的制备工艺流程。

(2)掌握含特殊性成分、低共熔成分散剂的制备方法。

(3)熟悉散剂的质量检查方法。

(4)熟悉药筛与药物粉末的分等标准。

二、实验原理

散剂系指原料药物与适宜的辅料经粉碎、过筛、均匀混合而制成的干燥粉末状制剂,供内服或局部外用。

供散剂用的原料药物均应粉碎。除另有规定外,口服用散剂应为细粉,儿科用和局部用散剂应为最细粉,眼用散一般规定全部过九号筛。

《中国药典》(2020 年版)药筛分等表

筛号	筛孔内径(平均值)	目号
一号筛	(2 000 ±70)μm	10 目
二号筛	(850 ±29)μm	24 目
三号筛	(355 ±13)μm	50 目
四号筛	(250 ±9.9)μm	65 目
五号筛	(180 ±7.6)μm	80 目
六号筛	(150 ± 6.6)μm	100 目
七号筛	(125 ±5.8)μm	120 目
八号筛	(90 ±4.6)μm	150 目
九号筛	(75 ±4.1)μm	200 目

《中国药典》(2020 年版)粉末分等标准

等级	分等标准
最粗粉	全部通过一号筛,但混有能通过三号筛不超过 20% 的粉末
粗粉	全部通过二号筛,但混有能通过四号筛不超过 40% 的粉末
中粉	全部通过四号筛,但混有能通过五号筛不超过 60% 的粉末
细粉	全部通过五号筛,并含能通过六号筛不少于 95% 的粉末
最细粉	全部通过六号筛,并含能通过七号筛不少于 95% 的粉末
极细粉	全部通过八号筛,并含能通过九号筛不少于 95% 的粉末

散剂制备的一般工艺流程为:备料→粉碎→过筛→混合→分剂量→质检→包装。

毒性、贵重药物等一般剂量小,称取、使用不方便,并且容易损耗,常加入一定比例量的稀释剂制成稀释散(倍散或贮备散)。常用的稀释散有十倍散、百倍散和千倍散等。常用的稀释剂有乳糖、淀粉、糊精、蔗糖粉、葡萄糖粉、碳酸钙、沉降磷酸钙、碳酸镁等。稀释散制备时,应采用等量递加法(配研法)将药物与稀释剂混合。

若含形成低共熔混合物的组分时,是否需要直接混合共熔,应根据混合后对药理作用的影响及处方中含有其他固体组分的数量而定。若药物共熔后,药理作用较单独混合有利,则宜采用共熔法;若共熔后影响溶解度和疗效,则禁用共熔法;若药物共熔,药理作用几乎无变化,但处方中固体组分较多时,可先将共熔组分进行共熔处理,再用其他组分吸收混合,使其分散均匀;若处方中含有挥发油或其他足以溶解共熔组分的液体,可先将共熔组分溶解,然后再借助喷雾法或一般的混合法与其他固体组分混匀。

散剂的质量检查包括:粒度、外观均匀度、干燥失重或水分、装量差异、装量、无菌、微生物限度等。

三、实验材料

1. 药品

薄荷脑,樟脑,麝香草酚,薄荷油,水杨酸,硼酸,升华硫,氧化锌,淀粉,滑石粉。

2. 器材

天平,称量纸,药匙,乳钵,药筛(120 目),量筒。

四、实验内容

处方及处方分析:痱子粉的制备

【处方】	【处方分析】
薄荷脑 0.3 g	主药
樟脑 0.3 g	主药
麝香草酚 0.3 g	主药
薄荷油 0.3 mL	主药

水杨酸 0.55 g　　主药
硼酸 4.25 g　　主药
升华硫 2 g　　主药
氧化锌 3 g　　主药
淀粉 5 g　　稀释剂
滑石粉 34 g　　润滑剂
共制 50 g

实验过程	实验操作步骤	实验记录
操作准备	(1)台面整洁。 (2)容器洁净干燥。 (3)天平调零校准。	
操作过程	(1)称取水杨酸、硼酸、升华硫、氧化锌、淀粉、滑石粉置乳钵中研细,过七号筛(120 目)。 (2)称取薄荷脑、樟脑、麝香草酚置另一乳钵中研磨,至全部液化形成低共熔物,再加薄荷油混匀。 (3)将共熔混合物与混合细粉按配研法研磨混合均匀,或将共熔混合物喷入细粉中。 (4)将混合物过筛,即得。	
质量评价	外观均匀度要求:取供试品适量,置光滑纸上,平铺约 5 cm^2,将其表面压平,在亮处观察,应色泽均匀,无花纹与色斑。	

五、注意事项

(1)局部用散剂为最细粉,应按要求将药物粉碎、研磨后过七号筛。

(2)薄荷脑、樟脑、麝香草酚研磨混合时,可形成低共熔混合物,但药理作用几乎无变化且处方中固体成分较多,故应完全液化后再与粉料按配研法混合均匀。

六、作用与用途

本品具有吸湿、止痒及收敛作用,用于痱子、汗疹等。

七、思考题

(1)痱子粉的制备中为什么先要形成低共熔混合物?
(2)含共熔成分的散剂根据共熔后的结果,制备时应有哪些处理办法?
(3)几种组分混合时有哪些原则?

实验 7 颗粒剂的制备

实验学时:2 学时

一、实验目的

(1)掌握湿法制粒的工艺流程。
(2)熟悉颗粒剂的质量检查方法。

二、实验原理

颗粒剂系指原料药物与适宜的辅料混合,制成具有一定粒度的干燥颗粒状制剂,可直接吞服,也可冲入水中饮服。

颗粒剂的生产工艺流程为:备料→粉碎与过筛→混合→制粒→干燥→整粒→质检→分剂量与包装。

制粒是将粉末聚结成具有一定形状与大小颗粒的操作,是使细小物料聚集成较大粒度产品的加工过程,是颗粒剂制备过程中关键的工艺操作,可分为湿法制粒和干法制粒。

湿法制粒是在粉末物料中加入润湿剂或液态黏合剂,粉末靠黏合剂的架桥作用或黏结作用聚结在一起而制备颗粒的方法,主要包括:挤出制粒、高速搅拌制粒、转动制粒、流化制粒、喷雾制粒等。

干法制粒系指将药物与辅料的粉末混合均匀,压缩成大片或板状后,粉碎成颗粒的方法,包括滚压法和大片法(重压法)。

颗粒剂的质量检查项目包括:外观性状、粒度、干燥失重或水分、溶化性、装量差异、装量、微生物限度等。

三、实验材料

1. 药品

维生素 C,蔗糖,羟丙甲纤维素,预胶化淀粉,纯化水。

2. 器材

天平,称量纸,药匙,药筛(10 目、80 目),量筒,乳钵,真空干燥箱,圆盘分筛机。

四、实验内容

处方及处方分析:维生素 C 颗粒的制备

【处方】	【处方分析】
维生素 C 100 g	主药
蔗糖 1891 g	填充剂、矫味剂
羟丙甲纤维素 6 g	黏合剂
预胶化淀粉 3 g	黏合剂
纯化水 适量	

实验过程	实验操作步骤	实验记录
操作准备	(1)台面整洁。 (2)容器清洁。 (3)药筛洁净干燥。 (4)天平调零校准。 (5)设备调试运转正常。	
操作过程	(1)蔗糖粉碎过 80 目筛,维生素 C 原料过 80 目筛。 (2)以 4% 羟丙基纤维素钠的水溶液和 6% 预胶化淀粉混合浆为黏合剂,完成混合、制软材、制湿颗粒、干燥操作。 (3)选择洁净完好的 10 目和 80 目筛安装在圆盘分筛机上,将干燥好的颗粒用圆盘分筛机进行过筛分级。 (4)检验合格的颗粒,分装、密封、包装即得。	
质量评价	外观性状:颗粒剂应干燥,粒径均匀,色泽一致,无吸潮、软化、结块、潮解等现象。	
	粒度:除另有规定外,照粒度和粒度分布测定法(双筛分法)测定,不能通过一号筛与能通过五号筛的总和不得超过 15% 。	

五、注意事项

(1)药物粉碎后,必须过 80 目筛。

(2)本实验采用湿法制粒,最关键的一步是制软材。软材松紧程度应适宜,一般以“握之成团、触之即散”为度。

(3)制得的湿颗粒应以适当方法进行干燥、除去水分。干燥的温度由物料的性质决定,一般以 60 ~ 80 ℃为宜。对热稳定的药物,可调整到 80 ~ 100 ℃,以缩短干燥时间。

(4)湿颗粒在干燥过程中,由于某些颗粒可能发生粘连甚至结块,所以必须对干燥的颗粒给予整粒,使结块、粘连的颗粒分散开,获得具有一定粒度的均匀颗粒。

六、作用与用途

本品用于预防坏血病,也可用于各种急慢性传染疾病及紫癜等的辅助治疗。

七、思考题

(1)常用的制粒方法有哪些？各自的适用范围有哪些？
(2)颗粒剂的质量检查项目有哪些？

实验 8

片剂的制备

实验学时:2 学时

一、实验目的

(1)掌握湿法制粒压片法的制备工艺流程。
(2)掌握单冲压片机的结构及使用方法。
(3)熟悉片剂的常用辅料。
(4)熟悉片剂的质量检查方法。
(5)了解片剂生产过程中常出现的质量问题与解决办法。

二、实验原理

片剂系指药物与适宜辅料均匀混合后压制而成的圆片状或异形片状的固体制剂,主要供内服使用。

片剂由药物与辅料两部分组成,辅料是指在片剂处方中除主药以外的所有附加剂的总称,主要包括以下几种。

(1)稀释剂:微晶纤维素、乳糖、预胶化淀粉、淀粉、蔗糖粉、糊精、无机盐、甘露醇等。

(2)润湿剂:水、乙醇等。

(3)黏合剂:淀粉浆、纤维素衍生物(甲基纤维素、羟丙纤维素、羟丙甲纤维素、羧甲基纤维素钠、乙基纤维素)、聚维酮、明胶、聚乙二醇等。

(4)崩解剂:干淀粉、羧甲基淀粉钠、低取代-羟丙基纤维素、交联羧甲基纤维素钠等。

(5)润滑剂:硬脂酸镁、微粉硅胶、滑石粉、聚乙二醇等。

片剂的制备方法按制备工艺分为两大类,即制粒压片法和直接压片法。制粒压片法根据制粒方法的不同又分为湿法制粒压片法和干法制粒压片法,其中湿法制粒压片法较为常用,适用于对湿热稳定的药物。

湿法制粒压片法的制备工艺流程为:粉碎(主药、辅料)→过筛→混合→制软材(黏合剂、润湿剂)→制粒→干燥→整粒→总混(崩解剂、润滑剂、挥发性成分)→计算片重→压片→质检→包装。制软材是湿法制粒压片法的关键,必须根据主药的性质选择适宜的润湿剂或黏合剂,并控制其用量,使之“握之成团,轻压即散”,并以握后掌上不沾为度。湿颗粒制成后,应尽可能地迅速干燥,干燥温度一般以 50～60 ℃为宜,个别对热稳定的药物可适当提高至 80～100 ℃。含结晶水的药物干燥温度不宜过高,时间不宜过长。湿颗粒在干燥过程中可能发生粘连甚至结块,因此在干燥后需要再次过筛,使结块、粘连的颗粒散开,得到大小均匀一致的颗粒,以便压片。

目前常用的压片机有单冲压片机和多冲旋转式压片机。其中,单冲压片机主要由加料斗、饲粉器、压力调节器、上冲、下冲、模圈、出片调节器、片重调节器等构成,压片过程为:加料→压片→推片。

片剂在生产中常出现的问题有:裂片、松片、黏冲、崩解迟缓、片重差异超限、含量不均匀、变色与色斑、麻点、叠片、溶出超限等。

片剂的质量评价项目包括:外观、片重差异、硬度、脆碎度、崩解时限、含量均匀度、溶出度与释放度等。

三、实验材料

1. 药品

阿司匹林,淀粉,枸橼酸,滑石粉,纯化水。

2. 器材

天平,称量纸,药匙,烧杯,玻璃棒,加热板,量筒,药筛(80 目、14 目),干燥箱,单冲压片机。

四、实验内容

处方及处方分析:阿司匹林片的制备

【处方】	【处方分析】
阿司匹林 20 g	主药
淀粉 2 g	稀释剂
枸橼酸 适量	稳定剂
10% 淀粉浆 适量	黏合剂
滑石粉 适量	润滑剂
压制 45 片	

实验过程	实验操作步骤	实验记录
操作准备	(1)台面整洁。 (2)容器清洁。 (3)药筛洁净干燥。 (4)天平调零校准。 (5)设备调试正常运转。	

续表

<table>
<tr><th>实验过程</th><th>实验操作步骤</th><th>实验记录</th></tr>
<tr><td rowspan="3">操作过程</td><td>黏合剂(10%淀粉浆)的制备:将0.2 g枸橼酸溶于约20 mL蒸馏水中,再加入淀粉约2 g分散均匀,80 ~85 ℃加热糊化,即得。</td><td rowspan="3"></td></tr>
<tr><td>湿法制粒:
(1)取处方量的阿司匹林与淀粉,过筛后混匀,加适量10%淀粉浆制软材。
(2)软材过14目筛制粒。
(3)将湿颗粒于40 ~60 ℃干燥。
(4)干颗粒过14目筛整粒。
(5)干颗粒称重,加入颗粒量3%滑石粉,混匀。</td></tr>
<tr><td>压片:将颗粒用单冲压片机压片,片剂规格为9 mm硬度4 ~7 kg。</td></tr>
<tr><td rowspan="3">质量评价</td><td>外观:片剂的外观应完整光洁,边缘齐整,片形一致,色泽均匀,字迹清晰。</td><td></td></tr>
<tr><td>硬度:
(1)指压法:取药片置中指和食指之间,以拇指用适当的压力压向药片中心部,如立即分成两片,则表示硬度不够。
(2)硬度仪:测3 ~6片,取平均值,一般认为普通片剂的硬度承力在5 kg以上。</td><td></td></tr>
<tr><td>重量差异:按《中国药典》(2020年版)四部通则检查法,取药片20片,精密称定总重,求得平均片重,再分别精密称定各片的重量。每片重量与平均片重比较,超出重量差异限度的药片不得多于2片,并不得有1片超出限度1倍。
<table><tr><th>平均片重</th><th>重量差异限度</th></tr><tr><td>0.30 g以下</td><td>±7.5%</td></tr><tr><td>0.30 g或0.30 g以上</td><td>±5%</td></tr></table></td><td></td></tr>
</table>

五、注意事项

(1)金属对阿司匹林有加速降解作用。阿司匹林在湿润状态下遇铁器易变为淡红色,因此,应尽量避免与铁器接触,如过筛时选用尼龙筛网。

(2)枸橼酸作为稳定剂,为了保证与药物混合均匀,溶于制备的淀粉浆中。

(3)在实验室中配制淀粉浆,可用直火加热,也可用水浴加热。如用直火时需不停搅拌,防止焦化。

(4)加淀粉浆制粒时以温热为宜,温度太高不利于药物的稳定,温度太低不利于药物的均匀分散。

(5)制备软材的干湿程度应适宜,可凭经验掌握,即“握之成团、轻压即散”,且以握后不沾手掌为度。软材通过适宜的筛网制粒,颗粒一般要求较完整,如果颗粒中含细粉太多,说明黏合剂用量太少;如果呈线条状,说明黏合剂用量太多。黏合剂太少或太多,颗粒压成的片剂会出现太松或太硬的现象。

(6)制成的阿司匹林湿颗粒应尽快干燥,温度一般为 50 ℃左右为宜,不宜过高,以免水解。

(7)湿颗粒干燥后,需过筛整粒,整粒筛目孔径与制粒时相同或略小。

六、作用与用途

(1)解热镇痛,可以缓解轻度和中度疼痛,如头痛、牙痛、神经痛、肌肉痛以及月经痛,也用于感冒、流感等退热。

(2)消炎抗风湿,可解热,减轻炎症。

(3)可治疗类风湿性关节炎。

(4)抗血栓:对血小板聚集有抑制作用,阻止血栓形成,临床可用于预防暂时性脑缺血发作、心肌梗死、脑梗死等。

七、思考题

(1)处方中的润滑剂能否换成硬脂酸镁?为什么?

(2)处方中为什么要加入枸橼酸?

实验 9

栓剂的制备

实验学时:2 学时

一、实验目的

(1)掌握热熔法制备栓剂的工艺流程及操作要点。

(2)熟悉栓剂基质的分类、特点及应用情况。

(3)了解栓剂的一般质量要求。

二、实验原理

栓剂系指原料药物与适宜基质制成的供腔道给药的固体制剂。栓剂在常温下为固体,塞入人体腔道后,在体温下能够迅速软化、融化或溶解,并与分泌液相混合,逐渐释放药物而产生局部或全身作用。

栓剂按施用的腔道不同可分为直肠栓、阴道栓和尿道栓,按作用性质的不同可分为局部用栓剂和全身用栓剂,按制备工艺和释药特点的不同可分为普通栓和新型栓。一般情况下,对胃肠道有刺激性、在胃中不稳定或肝首过效应明显的药物,可制成直肠给药的栓剂。

栓剂基质不仅是药物的载体和赋形剂,同时还影响着药物的释放和疗效的发挥。通常局部作用的栓剂基质释药缓慢而持久,全身作用的栓剂基质引入腔道后释药迅速。常用的栓剂基质有油脂性基质和水溶性基质两大类。油脂性基质油主要包括可可豆脂、半合成或全合成脂肪酸甘油酯、氢化植物油等,水溶性基质主要包括甘油明胶、聚乙二醇类、泊洛沙姆、硬脂酸聚烃氧(40)酯等。

在栓剂制备过程中,为改善药物吸收、提高栓剂稳定性、便于成型或识别,除选择适宜的基质外,还可添加一些附加剂,如增塑剂、增稠剂、硬化剂、吸收促进剂、吸收阻滞剂、抗氧剂、防腐剂、着色剂等。

栓剂常用的制备方法有两种,即模制成型法(热熔法)和挤压成型法(冷压法)。选用油脂性基质制栓两法均可采用,选用水溶性基质制栓多采用热熔法。

热熔法是生产企业生产栓剂普遍采用的制法,其制备工艺流程为:熔融基质→加入药物(粉碎、过筛)→混匀→注模(栓模预先清洗、干燥、消毒、涂润滑剂)→冷却→切口→脱模→包装。油溶性药物通常可直接溶于油脂性基质中,若得到的栓剂过软,可加入适量蜂蜡或石蜡调节；水溶性药物可加入少量水制成浓溶液，用适量羊毛脂吸收后再与基质混匀；不溶性药物先制成粉末，再与基质均匀混合。

冷压法主要用于油脂性基质制备栓剂。即先将基质磨碎，再与主药混合均匀，装入压栓机中压制。此法可避免药物与基质受热，有利于提高制剂的稳定性，还可以克服不溶性药物在基质中的沉降。但此法生产效率低，制剂中易存在气泡，现在生产上很少采用。

栓剂外形应完整光洁，无裂缝，不起霜，不变色，混合均匀，具有适宜的硬度，塞入腔道后应无刺激性，能融化、软化或溶化，并与分泌物混合。除另有规定外，栓剂还应检查重量差异、融变时限和微生物限度等。

三、实验材料

1. 药品

甘油，干燥碳酸钠，硬脂酸、液体石蜡，纯化水。

2. 器材

天平，药匙，称量纸，量筒，蒸发皿，玻璃棒，水浴锅，栓模，单面刀片。

四、实验内容

处方及处方分析：甘油栓剂的制备

【处方】	【处方分析】
甘油 24 g	主药
碳酸钠 0.6 g	水溶性基质
硬脂酸 2.4 g	水溶性基质
纯化水 3 mL	溶剂
制成肛门栓 10 枚	

实验过程	实验操作步骤	实验记录
操作准备	（1）台面整洁。 （2）容器清洁。 （3）蒸发皿洁净干燥。 （4）天平调零校准。	
操作过程	（1）取干燥碳酸钠与纯化水共置蒸发皿中，搅拌溶解（大量制备时若溶液有杂质应先进行滤过处理）。 （2）加甘油混匀后置水浴上加热，并将硬脂酸分次缓慢加入，随加随搅拌，待泡沫停止，溶液澄清。 （3）将溶液注入已涂有润滑剂（液体石蜡）的栓模中，至稍微溢出模口，冷却成型。 （4）冷凝后削去溢出部分，脱模，即得。	

续表

<table>
<tr><th>实验过程</th><th>实验操作步骤</th><th>实验记录</th></tr>
<tr><td rowspan="2">质量检查</td><td>外观性状：栓剂外形应完整光洁，无裂缝，不起霜，不变色，混合均匀，具有适宜的硬度。</td><td rowspan="2"></td></tr>
<tr><td>重量差异限度：取栓剂 10 粒，精密称定总重量，求得平均粒重后，再分别精密称定各粒的重量。每粒重量与平均重量相比较，超出重量差异限度的不得多于 1 粒，并不得超出限度 1 倍。《中国药典》(2020 年版)四部通则规定栓剂的重量差异限度为：
<table>
<tr><th>平均粒重或标准粒重</th><th>重量差异限度</th></tr>
<tr><td>10 g 及 1.0 g 以下</td><td>±10%</td></tr>
<tr><td>1.0 g 以上至 3.0 g</td><td>±7.5%</td></tr>
<tr><td>3.0 g</td><td>±5%</td></tr>
</table>
</td></tr>
</table>

五、注意事项

(1)硬脂酸在碱性条件下(碳酸钠溶液)发生水解反应(皂化反应)，产物硬脂酸钠为水溶性基质。

(2)制备甘油栓剂时，水浴要保持沸腾，且蒸发皿底部应接触水面，硬脂酸细粉应少量分次加入，与碳酸钠充分反应，直至泡沸停止，溶液澄清，皂化反应完全，才能停止加热。

(3)皂化反应会生成二氧化碳，制备时务必排尽气泡后再装模，否则栓剂内含有气泡影响剂量和美观。

(4)本品水分含量不宜过多，因为肥皂在水中呈胶体，水分过多，会使成品发生浑浊。

(5)制备栓剂时，栓模要使用液体石蜡或硅油作润滑剂。注模前应将栓模预热至 80 ℃左右，注模后应缓慢冷却，如冷却过快，成品的硬度、弹性、透明度均受影响。

六、用法与用途

本品能增加肠的蠕动而呈现通便作用，为润滑性泻药。

七、思考问题

(1)热熔法制备栓剂应注意什么问题?

(2)如何评价栓剂的质量?

实验 10

软膏剂的制备

实验学时:2 学时

一、实验目的

(1)掌握不同类型基质软膏的制备方法。

(2)熟悉软膏剂基质的分类。

(3)了解药物的加入方法。

(4)了解软膏剂的质量评定方法。

二、实验原理

软膏剂系指将原料药物与油脂性或水溶性基质混合制成的半固体外用制剂。根据基质的不同,可将软膏剂分为水溶性软膏剂和脂溶性软膏剂。

软膏剂的基质可分为油脂性基质和水溶性基质。

(1)油脂性基质主要包括:烃类(凡士林、液体石蜡、石蜡)、类脂类(羊毛脂、蜂蜡、胆固醇)、油脂类(植物油、动物油)、二甲硅油等。适用于表皮增厚、角化、皲裂等慢性皮损和某些感染性皮肤病的早期治疗,不适用于有渗出液的创面、脂溢性皮炎、痤疮等。

(2)水溶性基质包括天然的或合成的水溶性高分子物质,最常用的有聚乙二醇类高分子聚合物、甘油明胶、纤维素衍生物等,多用于湿润糜烂病灶部位,也常用作腔道、黏膜或保护性软膏的基质。

软膏剂的生产工艺流程为:基质处理→药物加入→膏体配制→内包材处理→灌装、封口→包装→质检。

基质处理主要是针对油脂性基质。若基质的纯净度差、混有机械性异物或工厂大量生产时,都要进行加热滤过及灭菌处理。具体方法是将基质加热熔融,用不小于 120 目的不锈钢筛网趁热滤过,继续加热至 150 ℃约 1 h,进行灭菌。

药物在基质中的分布应均匀、细腻,以保证药物制剂的含量均匀与疗效稳定。软膏剂中药物的加入常采用以下方法:

①药物不溶时,需微粉化后先与少量基质或基质中的液体成分研成糊状,再与其他基质混合。

②油溶性药物可将其直接溶于熔化的油脂性基质中,或先溶于少量液体油性成分中,再与其他油脂性基质混匀制成油脂性软膏。

③对水溶性药物,可将其溶于少量水中,再与水溶性基质混匀制备水溶性软膏。

④如果需要将少量水溶性药物加入油脂性基质中,可先将水溶性药物溶于少量水中,然后用羊毛脂或其他吸水性强的基质组分吸收,再加入油脂性基质中制成油脂性软膏。

⑤具有特殊性质的药物,如低共熔组分,在共熔后不降低药物原有的疗效时,可先共熔再与其他组分混合;受热易破坏或挥发性成分,宜将基质冷却至 40 ℃以下再加入;半固体黏稠性药物,可先与少量羊毛脂或聚山梨酯类混合,再与凡士林等油脂性基质混合。

⑥中药浸出液(如流浸膏)可先浓缩至稠膏状再加入基质中;固体浸膏可加少量水或稀醇研成糊状,再与其他基质混合。

软膏剂膏体的制备方法有研合法和熔合法。基质各组分及药物在常温下能均匀混合时可采用研合法。此法适用的基质大多数为半固体油脂性基质,也适用于主药对热不稳定或不溶于基质的药物。操作时,先将少量的基质与药物粉末研磨成糊状,再按等量递加的原则与其余基质混匀。熔合法适用于在常温下不能与药物均匀混合的基质,特别是基质组分中含有固体成分,或所含基质组分的熔点各不相同者,如既含有固体类基质,又含有半固体和液体类基质的情况。制备时,应先熔化熔点高的基质,再将其余基质依熔点高低依次加入熔化,最后加液体成分。基质全部熔化后,再加入药物细粉,搅拌直至冷凝成膏状。

软膏剂应均匀、细腻,涂于皮肤或黏膜上无刺激性,可根据需要加入保湿剂、抑菌剂、增稠剂、稀释剂、抗氧剂及透皮吸收促进剂等附加剂。除另有规定外,软膏剂应进行粒度、装量、无菌、微生物、微生物限度等检查。

三、实验材料

1. 药品

水杨酸,凡士林,羧甲基纤维素钠,甘油,羟苯乙酯,乙醇,纯化水。

2. 器材

天平,称量纸,药匙,乳钵,药筛(六号),烧杯,水浴锅,温度计,玻璃棒。

四、实验内容

1. 处方及处方分析:水杨酸软膏(油脂性基质)的制备

【处方】	【处方分析】
水杨酸 1.5 g	主药
凡士林 28.5 g	油脂性基质
共制 30 g	

实验过程	实验操作步骤	实验记录
操作准备	(1)台面整洁。 (2)容器清洁。 (3)药筛洁净干燥。 (4)天平调零校准。	
操作过程	(1)水杨酸粉碎,过六号筛。 (2)称取凡士林水浴加热熔融。 (3)待熔融的凡士林温度降至 60 ℃左右,加入粉碎的水杨酸,边加边搅拌(或研磨)至冷凝。	
质量评价	外观性状:软膏剂应均匀、细腻,易涂布于皮肤或黏膜上,不熔化,无刺激性。	

2. 处方及处方分析:水杨酸软膏(水溶性基质)的制备

【处方】	【处方分析】
水杨酸 1.5 g	主药
羧甲基纤维素钠 1.8 g	水溶性基质
甘油 3.0 g	保湿剂
羟苯乙酯溶液(5%) 0.3 mL	防腐剂
纯化水 适量	
共制 30 g	

实验过程	实验操作步骤	实验记录
操作准备	(1)台面整洁。 (2)容器清洁。 (3)药筛洁净干燥。 (4)天平调零校准。	
操作过程	(1)水杨酸粉碎,过六号筛。 (2)将羧甲基纤维素钠撒在适量的纯化水中充分膨胀后,水浴加热使其溶解。 (3)加入甘油、羟苯乙酯醇溶液,轻加搅拌使其混合均匀。 (4)分次加入水杨酸细粉,混合均匀。	
质量评价	外观性状:软膏剂应均匀、细腻,易涂布于皮肤或黏膜上,不熔化,无刺激性。	

3. 油脂性基质软膏与水溶性基质软膏的外观性状对比

实验过程	实验操作步骤	实验记录
操作准备	(1)台面整洁。 (2)分别制得水杨酸的油脂性基质软膏和水溶性基质软膏。	
操作过程	(1)从外观上对比不同类型基质的软膏。 (2)分别取少量不同类型基质的软膏，均匀涂布于手背后进行观察对比。	
对比结果		

五、注意事项

(1)水杨酸有抗真菌、止痒、溶解角质等作用,常与苯甲酸等配成外用制剂,可治疗多种慢性皮肤病。

(2)加入水杨酸时,基质温度不宜过高,以免水杨酸挥发损失;还应当避免与铁或其他重金属器具接触,以防水杨酸变色。

(3)凡士林为油脂性基质,采用熔合法(或研合法)制备。

(4)羧甲基纤维素钠为白色纤维状粉末或颗粒,在冷、热水中均能溶解,冷水中溶解缓慢,但加热温度不宜超过 80 ℃。溶解时需充分吸水膨胀,再加热溶解,并不宜过多搅拌,否则易成团块不易溶解,也会产生大量的气泡不易消除。溶解前也可采用少量乙醇分散,再用水溶胀,然后加热有利于溶解。

六、作用与用途

本品为消毒防腐药(局部抗真菌药)。

七、思考题

(1)软膏剂基质包括哪些种类？各类有何特点？如何应用？

(2)水盐酸软膏采用哪类基质？

(3)水杨酸软膏采用哪种方法制备？制备时应注意哪些问题？

实验 11 乳膏剂的制备

实验学时:2 学时

一、实验目的

(1)掌握乳膏剂基质的类型、组成、特点、应用及制备方法。

(2)熟悉乳化法制备乳膏剂的制备工艺及药物的加入方法。

(3)了解乳膏剂的一般质量要求。

二、实验原理

乳膏剂系指原料药物溶解或分散于乳状液型基质中形成的均匀半固体制剂。根据基质的不同,可分为 W/O 型乳膏剂和 O/W 型乳膏剂。

乳状液型基质由水相、油相和乳化剂组成,分为 W/O 型和 O/W 型。通常是将固体的油加热熔化后与水相借助乳化剂的作用在一定温度下混合乳化,最后在室温下形成半固体的基质。根据需要,可加入适宜的附加剂来改善乳膏的性能、增加稳定性或改善药物的透皮吸收,常用的附加剂有抗氧化剂、抑菌剂、保湿剂、增稠剂和皮肤吸收促进剂等。

W/O 型乳状液型基质较不含水的油脂性基质易于涂布,油腻性小,释药性也较油脂性基质强,但不如 O/W 型乳状液型基质。

O/W 型乳状液型基质外相含水量多,在贮存过程中易霉变,易蒸发失去水使乳膏变硬,故常加入防腐剂和保湿剂。保湿剂常用甘油、丙二醇、山梨醇等。其中,O/W 型乳状液型基质制成的乳膏在用于分泌物较多的病灶部位时,其吸收的分泌物可重新透入皮肤(反向吸收)而使炎症恶化。

乳状液型基质的油相多数为固体和半固体成分,主要有硬脂酸、石蜡、蜂蜡、高级醇等物质,有时为调节稠度也常加入液体石蜡、凡士林或羊毛脂等成分。

乳状液型基质常用的乳化剂有:一价皂、有机胺皂(O/W 型乳化剂);二价皂、多价皂(W/O 型乳化剂);十二烷基硫酸钠(O/W 型乳化剂)等。

乳膏剂的制备采用乳化法,通常包括熔化过程和乳化过程。

(1)配制油相:将处方中的油脂性和油溶性组分一起加热至 70 ~ 80 ℃成油溶液。

(2)配制水相:另将水溶性组分溶于水后一起加热至 70 ~ 80 ℃成水溶液,使温度略高于油相温度。

(3)将两相混合,边加边搅至冷凝,即得乳状液型基质。

(4)根据药物的性质,在配制油相、水相或在乳化操作中加入药物。

(5)最后加入水、油均不溶解的组分,搅拌研磨,混合分散均匀即得。

乳膏剂应均匀、细腻,涂于皮肤或黏膜上无刺激性。除另有规定外,乳膏剂应进行粒度、装量、无菌、微生物、微生物限度等检查。

三、实验材料

1. 药品

水杨酸,硬脂酸,白凡士林,单硬脂酸甘油酯,甘油,十二烷基硫酸钠,羟苯乙酯,乙醇,纯化水。

2. 器材

天平,药匙,称量纸,研钵,药筛(100 目),烧杯,量筒,水浴锅,温度计,玻璃棒,离心管,离心机。

四、实验内容

处方及处方分析:水杨酸乳膏的制备

【处方】	【处方分析】
水杨酸 1.5 g	主药
硬脂酸 2.4 g	油相
白凡士林 3.6 g	油相
单硬脂酸甘油酯 0.6 g	乳化剂
十二烷基硫酸钠 0.3 g	乳化剂
甘油 2.1 g	保湿剂
羟苯乙酯 0.06 g	防腐剂
纯化水适量	
共制 30 g	

实验过程	实验操作步骤	实验记录
操作准备	(1)台面整洁。 (2)容器清洁。 (3)乳钵、药筛洁净干燥。 (4)天平调零校准。	

续表

实验过程	实验操作步骤	实验记录
操作过程	(1)将水杨酸粉碎后过六号筛,备用。 (2)称取硬脂酸、白凡士林、单硬脂酸甘油酯,置于烧杯中,水浴加热至70~80 ℃,使其全部熔化为油相。 (3)另取甘油、水加热至70~80 ℃,再加入十二烷基硫酸钠、羟苯乙酸酯溶液为水相。 (4)将水相以细流缓慢加入油相中,边加边搅拌,直至冷凝成膏状,即得O/W型乳状液型基质。 (5)将已粉碎的水杨酸分次加入上述基质,研匀,即得。	
质量评价	外观性状:乳膏剂应有适当的黏稠度,外观均匀、细腻,无酸败、无异臭;不得有油水分离及胀气现象;应易涂布于皮肤或黏膜上,不熔化,无刺激性。	
	离心试验:取乳膏剂样品置于10 mL离心管中,离心30 min(3 000 r/min),观察有无分层现象。	

五、注意事项

(1)本品为O/W型乳膏剂,硬脂酸和白凡士林为油相成分,十二烷基硫酸钠及硬脂酸甘油酯(1:7)为混合乳化剂,其HLB为11,接近本处方中油相所需的HLB值12.7,制得的乳膏剂稳定性较好。

(2)在O/W型乳膏剂中加入凡士林,可以克服应用上述基质时干燥的缺点,有利于角质层的水合而有润滑作用。

(3)加入水杨酸时,基质温度不宜过高,以免水杨酸挥发损失,且温度过高,当本品冷凝后常会析出粗大的药物结晶。还应当避免与铁或其他重金属器具接触,以防水杨酸变色。

(4)本品用于治疗手足癣及体股癣,忌用于糜烂或继发性感染部位。

六、作用与用途

本品具较强的抗炎作用,用于萎缩性皮炎和接触性、脂溢性、神经性皮炎及湿疹等。局部外用,涂于患处,2次/日。

七、思考题

(1)简述乳膏剂基质的作用特点。

(2)简述乳化法的操作要点及注意事项。

实验 12

中药丸剂的制备

实验学时:2 学时

一、实验目的

(1)掌握塑制法制备丸剂的工艺流程及操作要点。
(2)熟悉丸剂的特点及适用情况。
(3)了解丸剂的一般质量要求。

二、实验原理

中药丸剂系指饮片细粉或药材提取物加适宜的黏合剂或其他辅料制成的球形或类球形的固体制剂,包括蜜丸、水蜜丸、水丸、糊丸、蜡丸、浓缩丸、微丸和滴丸等。

丸剂常用的辅料有润湿剂与黏合剂,常用的黏合剂有蜂蜜、米糊或面糊、药材清(浸)膏及糖浆等,常用的润湿剂有水、酒、醋、水蜜和药汁等。

中药丸剂的制备方法主要有塑制法和泛制法。

塑制法是将药物粉末与适宜的辅料(主要是润湿剂或黏合剂)混合制成可塑性的丸块,再经搓条、分割及搓圆制成丸剂的方法,多用于蜜丸、水蜜丸、浓缩丸、糊丸、蜡丸的制备。生产工艺流程为:配料→合药→制软材→制丸块→制丸条→分割→搓圆→质检→包装。

泛制法系指在转动的适宜容器或机械中,将药材细粉与润湿剂或黏合剂交替加入,不断翻滚,使药丸逐渐增大的一种制丸方法,多用于水丸的制备。生产工艺流程为:原料处理→起模→成丸→盖面→选丸→包衣→质检→包装。

中药丸剂的质量检查项目主要有:外观、水分、重量差异、装量差异、装量、溶散时限、微生物限度等。

三、实验材料

1. 药品

山楂,六神曲(麸炒),炒麦芽,蔗糖,蜂蜜,纯化水,麻油。

2. 器材

天平,药匙,称量纸,研钵,药筛(100 目),量筒,烧杯,水浴锅,温度计,搓丸板,刀片,玻璃棒。

四、实验内容

处方及处方分析:大山楂丸的制备

【处方】	【处方分析】
山楂 100 g	主药
六神曲(麸炒) 15 g	主药
炒麦芽 15 g	主药
蔗糖 60 g	黏合剂
蜂蜜 60 g	黏合剂
纯化水 27 mL	溶剂

<table>
<tr><th>实验过程</th><th>实验操作步骤</th><th>实验记录</th></tr>
<tr><td>操作准备</td><td>(1)台面整洁。
(2)容器清洁。
(3)乳钵、药筛干燥。
(4)天平调零校准。
(5)设备调试正常运转。</td><td></td></tr>
<tr><td>操作过程</td><td>(1)称取山楂、六神曲(麸炒)、炒麦芽,粉碎,过筛,均匀混合。
(2)另取蔗糖加纯化水加热溶解。
(3)加入蜂蜜一同加热,炼蜜至相对密度为 1.38。
(4)70 ~ 80 ℃时加入混合好的药材粉末,混合至颜色均匀。
(5)搓丸板刷润滑剂。
(6)将混合好的软材搓成丸条,再分割、揉球成丸。</td><td></td></tr>
<tr><td rowspan="2">质量评价</td><td>外观:丸剂的外观应圆整,大小、色泽应均匀,无粘连现象。大蜜丸和小蜜丸应细腻、滋润、软硬适中。蜡丸表面应光滑无裂纹,丸内不得有蜡点和颗粒。</td><td rowspan="2"></td></tr>
<tr><td>重量差异:以 10 丸 1 份(丸重 1.5 g 及 1.5 g 以上的丸剂以 1 丸为 1 份),取供试品 10 份,分别精密称定重量,再与每份标示总量(每丸标示量 × 称取丸数)相比较(无标示重量的丸剂,与平均重量相比较),应符合规定:超出重量差异限度的不得多于 2 份,并不得有 1 份超出限度 1 倍。
<table>
<tr><th>平均装量</th><th>装量差异限度</th></tr>
<tr><td>0.05 g 或 0.05 g 以下</td><td>±12%</td></tr>
<tr><td>0.05 g 以上至 0.1 g</td><td>±11%</td></tr>
<tr><td>0.1 g 以上至 0.3 g</td><td>±10%</td></tr>
<tr><td>0.3 g 以上至 1.5 g</td><td>±9%</td></tr>
<tr><td>1.5 g 以上至 3 g</td><td>±8%</td></tr>
<tr><td>3 g 以上至 6 g</td><td>±7%</td></tr>
<tr><td>6 g 以上至 9 g</td><td>±6%</td></tr>
<tr><td>9 g 以上</td><td>±5%</td></tr>
</table></td></tr>
</table>

五、注意事项

(1)药材粉末应过100目筛。

(2)炼蜜相对密度1.38在70 ℃时测定。

(3)药粉与糖、蜜要充分混匀直至形成软硬适宜、里外一致、无可见性粉末、不黏手、不黏附器壁的丸块。

(4)搓丸可在洁净的实验桌面上进行,以保鲜膜包裹丸条。

(5)本大蜜丸丸条分割成9 g(±0.36 g)的小段,用搓丸板或手揉球成丸。

六、用法与用途

本品开胃消食,用于食积内停所致的食欲减退、消化不良、脘腹胀闷。

七、思考题

(1)为什么炼蜜至相对密度为1.38?

(2)下蜜温度对蜜丸成型有哪些影响?

附　录

附录 1

药剂学实验教学大纲

药剂学是一门综合性应用技术学科，具有一定的工艺学性质，因此也是一门实践性很强的学科，实践教学是整个教学过程的重要组成部分。实践教学应突出药剂学理论知识的应用与实际动手能力的培养，强调实用性、应用性原则，加强基本技能训练，并把掌握基本操作、基本技能放在首位。通过实践教学，可使学生掌握药剂配制的基本操作，能制备常用的药物制剂。在实践教学过程中要求学生独立操作，着力培养其动手能力，观察、分析和解决问题的能力以及独立工作的能力，为学生在药物制剂的生产及质量控制等方面打下扎实的基础。

一、实验目的

（1）理论联系实际，验证理论，丰富学生的感性知识，巩固和扩充药剂学基本理论知识。

（2）熟悉药剂学实践的一般知识，熟练掌握药剂学的基本实践操作，培养学生的实践动手能力。

（3）学会常用药剂生产设备的操作。熟练掌握常用药物制剂的制备方法。

（4）学会常用药物制剂的质量控制方法。

（5）培养学生正确观察实验现象、准确测量和记录实验数据，正确分析和评价实验结果，科学地表达实验结论，规范地完成实验报告的能力。

（6）具有一定的利用药剂学基本知识解决实际问题的能力。

（7）以科学的态度和作风进行实践，掌握实验室常见问题的处理方法，逐步养成态度认真、实事求是、学风严谨的良好素质。

二、实验地点

药剂学实验室。

三、实验活动

（1）实验准备：仪器设备、药品试剂等。

（2）预习：阅读实验讲义，写出预习报告。

（3）实验指导：实验前讲解，实验过程中教师巡回指导。

（4）实验操作：规范操作并记录。

(5)分析总结:完成实验报告。

(6)评价:批阅实验报告并讲评。

四、实验内容与要求

序号	实验项目	实验内容	实验要求	实验用品		学时
				仪器及材料	药品	
1	学习查阅《中国药典》	《中国药典》查阅练习	熟练掌握	现行版《中国药典》纸质版、电子版		1
2	称量操作、过滤操作等基本技能练习	(1)称重操作 (2)量取操作 (3)过滤操作	熟练掌握	天平、量杯、量筒、滴管、滴定管、移液管、烧杯、表面皿、称药纸、漏斗、滤纸、脱脂棉	普通固体药物、腐蚀性固体药物、半关固体药物、液体药物、黏稠性液体药物	1
3	溶液型液体药剂的制备	(1)芳香水剂的制备 (2)溶液剂的制备 (3)糖浆剂的制备 (4)酯剂的制备	熟练掌握	天平、量杯、量筒、滴管、烧杯、玻璃棒、称药纸、漏斗、滤纸、投药瓶、标签纸	根据所选定的具体处方准备药品	2
4	高分子溶液剂的制备	(1)胃蛋白酶合剂的制备 (2)胶浆剂的制备	熟练掌握	天平、量杯、量筒、滴管、烧杯、玻璃棒、称药纸、漏斗、滤纸、投药瓶、标签纸	胃蛋白酶、单糖浆、稀盐酸、橙皮酊、纯化水 胶浆剂根据所选定处方准备药品	2
5	混悬液型液体药剂的制备	(1)四种不同处方炉甘石洗剂的制备及其稳定性对比 (2)复方硫洗剂的制备	熟练掌握	天平、量杯、量筒、玻璃棒、称药纸、漏斗、滤纸、具塞刻度试管(或比浊管)、乳钵、直尺	炉甘石、氧化锌、甘油、CMC-Na 胶浆、枸橼酸钠、聚山梨酯 80、三氯化铝、纯化水、沉降硫、樟脑酯	4
6	乳浊液型液体药剂的制备	(1)液状石蜡乳的制备 (2)石灰搽剂的制备 (3)乳剂类型的鉴别	熟练掌握	天平、量杯、量筒、烧杯、玻璃棒、称药纸、漏斗、滤纸、乳钵、具塞三角烧瓶(或碘量瓶)、试管、光学显微镜、载玻片	液状石蜡、阿拉伯胶、羟苯乙酯乙醇溶液、纯化水、植物油、氢氧化钙饱和水溶液、亚甲蓝溶液、苏丹Ⅲ溶液	4

续表

序号	实验项目	实验内容	实验要求	实验用品		学时
				仪器及材料	药品	
7	橙皮酊的制备	以浸渍法制备橙皮酊	熟练掌握	天平、量杯、量筒、烧杯、玻璃棒、称药纸、漏斗、滤纸、具塞三角烧瓶（或碘量瓶）	橙皮、乙醇（60%）、纯化水	4
8	流浸膏的制备	以渗漉法制备流浸膏		天平、量杯、量筒、烧杯、玻璃棒、称药纸、漏斗、滤纸、渗漉筒、纱布、薄膜蒸发器、蒸发皿、水浴锅、沙浴锅、电炉	根据所选处方准备药材及浸出溶剂	
9	软膏剂的制备	（1）油脂性基质软膏剂的制备 （2）乳膏剂的制备 （3）水溶性基质软膏剂的制备	熟练掌握	天平、量杯、量筒、烧杯、玻璃棒、称药纸、水浴锅、沙浴锅、电炉、乳钵、软膏板与软膏刀	根据所选择的处方准备药品	2
10	软膏剂释放药物定性试验	（1）制备同一种主药的油脂性、乳剂型和水溶性基质的软膏剂 *（2）以凝胶扩散法测定上述三种软膏剂的释药性能	学会	天平、量杯、量筒、烧杯、玻璃棒、称药纸、水浴锅、沙浴锅、电炉、乳钵、软膏刀、试管	根据所选择的处方准备药品、林格溶液、琼脂、三氯化铁试液	2
11	散剂的制备	（1）含共熔性成分散剂的制备 （2）倍散的制备	熟练掌握	天平、量杯、量筒、烧杯、玻璃棒、称药纸、乳钵、药筛、包药纸	根据所选择的处方准备药品	4
12	颗粒剂的制备	以湿法制粒的方法制备一种化学药物或天然药物的颗粒剂	熟练掌握	天平、量杯、量筒、烧杯、玻璃棒、称药纸、乳钵、药筛、摇摆式颗粒机、干燥箱	根据所选择的处方准备药品	4
13	胶囊剂的制备	硬胶囊剂的填充练习		空胶囊、胶囊填充板（或胶囊填充机）	自己制备的散剂或颗粒剂	

续表

序号	实验项目	实验内容	实验要求	实验用品		学时
				仪器及材料	药品	
14	片剂的制备	以湿法制粒压片法制备一种化学药物的片剂	熟练掌握	天平、量杯、量筒、烧杯、玻璃棒、称药纸、乳钵、药筛、摇摆式颗粒机、干燥箱、水分快速测定仪、压片机	根据所选择的处方准备药品	4
15	片剂的质量检查(部分项目)	对普通片、糖衣片、肠溶衣片和薄膜衣片进行外观、重量差异、脆碎度和崩解时限检查,重点是重量差异和崩解时限检查的练习	学会	白纸、天平、片剂脆碎度测试仪、片剂硬度测定仪、崩解仪	普通片剂、糖衣片、肠溶衣片、薄膜衣片	2
16	丸剂的制备	制备一种中药大蜜丸	熟练掌握	天平、量杯、量筒、烧杯、玻璃棒、称药纸、搓丸板	根据所选择的处方准备药品、炼蜜	2
17	栓剂的制备	(1)甘油栓的制备 (2)脂肪性基质栓剂的制备	熟练掌握	天平、量杯、量筒、烧杯、玻璃棒、称药纸、水浴锅、沙浴锅、电炉、栓剂模具、单面刀片(或软膏刀)	干燥碳酸钠、甘油、液状石蜡,根据所选择的脂肪性基质栓剂的处方准备药品	2
*18	微孔滤膜、垂熔玻璃滤球使用前的处理	(1)微孔滤的处理练习 (2)垂熔玻璃滤球的处理练习	学会			
*19	热压灭菌器、澄明度检测仪的使用练习	(1)热压灭菌器的操作练习 (2)澄明度检测仪的操作练习	学会			
*20	输液剂的制备	10%葡萄糖注射液的制备	学会			
*21	热原检查练习	输液剂的热原检查	学会			
*22	滴眼剂的制备	选择一个滴眼剂处方进行制备练习	学会			

五、说明

(1)实验项目:表所实验列项目中,1 ~9、10 中的(1)、11 ~17 为基本项目,应根据实验条件尽可能优先完成这些项目。10 中的(2)、18 ~22(标 * 者)为备选项目,可逐步创造完成这些项目的实验条件并能进行这些项目的实验,备选项目未列出实验用品和学时数。

(2)实验内容:主要为常规制剂的制备及其部分制剂的质量控制。具体的处方可使用教材中的,也可选择与教材中同类型的处方。

(3)实验要求:分为“熟练掌握”和“学会”2 个层次。

(4)实验用品:实验所需的仪器、设备、药品、试剂等。

(5)实验考核:依据课程实验考试大纲进行。

附录 2

药剂学实验考试大纲

一、考核内容：

混悬液型液体药剂——炉甘石洗剂的制备。

(1)处方：炉甘石　　8 g

氧化锌　　8 g

甘油　　10 mL

枸橼酸钠　　0.5%

纯化水　加至　　100 mL

(2)制法：分散法，具体采用加液研磨法粉碎药物并使之混悬。

(3)要求：

①填写“制剂配制记录单”。

②枸橼酸钠需先配成体积为 50 mL 的溶液后使用。

③时间要求：从下表中项目二的“器皿洗涤”开始计时，在 50 分钟内完成操作。

④可携带《药剂学》教材。

⑤独立完成操作。

二、考核项目及评定标准

考核项目	评分标准	应得分	扣分	扣分理由
考核前准备	1. 处方分析(1 分) 2. 操作流程(2 分)	3 分		
操作准备	1. 着装整洁规范(1 分) 2. 实验台面干净整洁(1 分) 3. 器皿洗涤操作规范(2 分)	4 分		

续表

考核项目	评分标准	应得分	扣分	扣分理由
称重操作	1. 正确选择天平(2 分) 2. 校正天平零点(2 分) 3. 正确选择与处理称药的容器(1 分) 4. 正确使用砝码(1 分) 5. 正确清洁药勺(1 分) 6. 药品与砝码位置正确(2 分) 7. 称重结果准确(4 分) 8. 称后处理正确(药品倾倒、砝码回盒、游码回零、天平休止、称药容器处理、药勺清洁)(4 分)	17 分		
量取操作	1. 正确选择量器(2 分) 2. 正确握持药瓶(2 分) 3. 药液倒入量器操作正确(2 分) 4. 正确读数(2 分) 5. 量取结果准确(4 分) 6. 黏稠性药液从量器倒出操作正确(2 分) 7. 量取后清洁量器(1 分)	15 分		
药品取用	1. 是否有三次核对(2 分) 2. 瓶盖的握持或放置是否正确(1 分) 3. 正确处理余药(1 分) 4. 药瓶是否归位(1 分)	5 分		
溶解操作	1. 正确计算所需溶质的量(2 分) 2. 正确选择器具(2 分) 3. 正确处理所选择的器具(1 分) 4. 首次加入溶剂的量是否正确(1 分) 5. 搅拌操作正确(2 分)	8 分		
滤过操作	1. 正确清洁器具(1 分) 2. 正确处理并放置滤材(1 分) 3. 滤材的润湿操作正确(2 分) 4. 正确安装器具(1 分) 5. 药液导流操作正确(2 分) 6. 剩余溶剂的添加操作正确(2 分)	9 分		
粉碎操作	1. 乳钵是否干燥(1 分) 2. 正确固定乳钵(1 分) 3. 正确握持杵棒(1 分) 4. 研磨操作方法正确(2 分)	5 分		

续表

考核项目	评分标准	应得分	扣分	扣分理由
加液研磨	1. 首次加液量适当(2 分) 2. 正确掌握研磨时间和状态(3 分) 3. 药液转移方法得当(3 分) 4. 总量控制准确(2 分)	10 分		
包装	1. 投药瓶洗涤操作正确(1 分) 2. 标签书写正确(1 分) 3. 标签上是否有“用前摇匀”或与此含意相同的内容(1 分) 4. 正确粘贴标签(1 分)	4 分		
配制后	1. 用具清洁归位(2 分) 2. 实验台面清洁整齐(1 分) 3. 填写配制记录单(1 分)	4 分		
综合能力	1. 仪态从容镇定(2 分) 2. 认真细心程度(2 分) 3. 操作熟练程度(3 分) 4. 操作顺序合理(3 分) 5. 药品不外洒(2 分) 6. 器具无破损(2 分) 7. 不超时(2 分)	16 分		

三、说明

(1)通过炉甘石洗剂的制备,考核称重、量取、药品取用、溶解、滤过、粉碎、研磨、包装等基本操作技能及严谨、有序、整洁等基本实验素养。

(2)总分为 100 分,考核操作完成后,监考老师即核算出分数。

(3)“考核前准备”中“处方分析”以口头提问方式完成;“操作流程”要求递交预习时完成的书面材料。

(4)实践考核成绩可逐步纳入期末考试成绩中计算。理论考试成绩占 60%,实践考核成绩占 40%。

(5)加分项:当实践考核中出现特殊情况时,学生能够恰当处理,则加 5 分,加分需经 2 位监考老师议定。

附:

制剂配制记录单

制剂名称		配制日期	年　月　日	签名	
药品使用登记	药品名称			用　量	

参考文献

[1] 李忠文. 药剂学[M]. 3 版. 北京:人民卫生出版社,2018.
[2] 朱兆静,张荷兰. 药剂学[M]. 北京:中国医药科技出版社,2017.
[3] 崔福德. 药剂学[M]. 7 版. 北京:人民卫生出版社,2011.
[4] 张琦岩. 药剂学[M]. 2 版. 北京:人民卫生出版社,2013.

实验报告

实验1　低分子溶液剂的制备

专业________　班级________　学号________　姓名________
组号________　实验时间________　实验合作者________________

一、实验目的

二、实验原理

三、实验仪器与试剂

四、实验操作过程（处方分析、制备方法、注意事项）

五、实验结果及讨论（原始记录、结果分析、存在的问题与不足、改进方法）

六、思考题

报 告 人＿＿＿＿＿＿＿＿＿＿

报告时间＿＿＿＿＿＿＿＿＿＿

七、教师评语及成绩

教师签名＿＿＿＿＿＿＿＿＿＿　　　　年　　月　　日

实验2　酊剂的制备

专业______________ 班级______________ 学号____________ 姓名____________
组号______________ 实验时间__________ 实验合作者______________________________

一、实验目的

二、实验原理

三、实验仪器与试剂

四、实验操作过程(处方分析、制备方法、注意事项)

五、实验结果及讨论（原始记录、结果分析、存在的问题与不足、改进方法）

六、思考题

报 告 人____________________

报告时间____________________

七、教师评语及成绩

教师签名____________________ 年 月 日

实验3　高分子溶液剂的制备

专业＿＿＿＿＿＿＿　班级＿＿＿＿＿＿＿　学号＿＿＿＿＿＿　姓名＿＿＿＿＿＿

组号＿＿＿＿＿＿＿　实验时间＿＿＿＿＿　实验合作者＿＿＿＿＿＿＿＿＿＿＿＿＿

一、实验目的

二、实验原理

三、实验仪器与试剂

四、实验操作过程（处方分析、制备方法、注意事项）

五、实验结果及讨论(原始记录、结果分析、存在的问题与不足、改进方法)

六、思考题

报 告 人________________

报告时间________________

七、教师评语及成绩

教师签名______________________ 年 月 日

实验4　混悬剂的制备

专业______________　班级______________　学号____________　姓名____________

组号______________　实验时间__________　实验合作者____________________________

一、实验目的

二、实验原理

三、实验仪器与试剂

四、实验操作过程(处方分析、制备方法、注意事项)

五、实验结果及讨论(原始记录、结果分析、存在的问题与不足、改进方法)

六、思考题

报 告 人________________

报告时间________________

七、教师评语及成绩

教师签名____________________　　　　年　　月　　日

实验5　乳剂的制备

专业______________　班级______________　学号____________　姓名____________
组号______________　实验时间__________　实验合作者____________________________

一、实验目的

二、实验原理

三、实验仪器与试剂

四、实验操作过程(处方分析、制备方法、注意事项)

五、实验结果及讨论（原始记录、结果分析、存在的问题与不足、改进方法）

六、思考题

报 告 人________________

报告时间________________

七、教师评语及成绩

教师签名______________________ 年 月 日

实验6　散剂的制备

专业______________　班级______________　学号____________　姓名____________

组号______________　实验时间__________　实验合作者____________________________

一、实验目的

二、实验原理

三、实验仪器与试剂

四、实验操作过程(处方分析、制备方法、注意事项)

五、实验结果及讨论（原始记录、结果分析、存在的问题与不足、改进方法）

六、思考题

报 告 人________________

报告时间________________

七、教师评语及成绩

教师签名______________________ 年 月 日

实验7　颗粒剂的制备

专业______________　班级______________　学号____________　姓名____________
组号______________　实验时间__________　实验合作者________________________________

一、实验目的

二、实验原理

三、实验仪器与试剂

四、实验操作过程(处方分析、制备方法、注意事项)

五、实验结果及讨论(原始记录、结果分析、存在的问题与不足、改进方法)

六、思考题

报 告 人__________________

报告时间__________________

七、教师评语及成绩

教师签名______________________　　年　　月　　日

实验8　片剂的制备

专业______________　班级______________　学号____________　姓名____________
组号______________　实验时间__________　实验合作者______________________________

一、实验目的

二、实验原理

三、实验仪器与试剂

四、实验操作过程(处方分析、制备方法、注意事项)

五、实验结果及讨论(原始记录、结果分析、存在的问题与不足、改进方法)

六、思考题

报 告 人________________

报告时间________________

七、教师评语及成绩

教师签名______________________　　　　年　　月　　日

实验9　栓剂的制备

专业____________　班级____________　学号__________　姓名__________

组号____________　实验时间________　实验合作者____________________

一、实验目的

二、实验原理

三、实验仪器与试剂

四、实验操作过程（处方分析、制备方法、注意事项）

五、实验结果及讨论（原始记录、结果分析、存在的问题与不足、改进方法）

六、思考题

报　告　人________________

报告时间________________

七、教师评语及成绩

教师签名______________________　　　　　　年　　月　　日

实验10　软膏剂的制备

专业＿＿＿＿＿＿　班级＿＿＿＿＿＿　学号＿＿＿＿＿　姓名＿＿＿＿＿
组号＿＿＿＿＿＿　实验时间＿＿＿＿　实验合作者＿＿＿＿＿＿＿＿＿＿

一、实验目的

二、实验原理

三、实验仪器与试剂

四、实验操作过程（处方分析、制备方法、注意事项）

五、实验结果及讨论(原始记录、结果分析、存在的问题与不足、改进方法)

六、思考题

报 告 人________________

报告时间________________

七、教师评语及成绩

教师签名______________________　　　　年　　月　　日

实验 11　乳膏剂的制备

专业______________　班级______________　学号____________　姓名____________

组号______________　实验时间__________　实验合作者______________________________

一、实验目的

二、实验原理

三、实验仪器与试剂

四、实验操作过程（处方分析、制备方法、注意事项）

五、实验结果及讨论（原始记录、结果分析、存在的问题与不足、改进方法）

六、思考题

报 告 人________________

报告时间________________

七、教师评语及成绩

教师签名______________________　　　　　年　　月　　日

实验11　乳膏剂的制备

专业______________　班级______________　学号____________　姓名____________
组号______________　实验时间__________　实验合作者______________________________

一、实验目的

二、实验原理

三、实验仪器与试剂

四、实验操作过程（处方分析、制备方法、注意事项）

五、实验结果及讨论（原始记录、结果分析、存在的问题与不足、改进方法）

六、思考题

报 告 人________________

报告时间________________

七、教师评语及成绩

教师签名______________________　　　　　年　　月　　日

实验 12　中药丸剂的制备

专业______________　班级______________　学号____________　姓名____________
组号______________　实验时间__________　实验合作者______________________________

一、实验目的

二、实验原理

三、实验仪器与试剂

四、实验操作过程（处方分析、制备方法、注意事项）

五、实验结果及讨论(原始记录、结果分析、存在的问题与不足、改进方法)

六、思考题

报 告 人＿＿＿＿＿＿＿＿＿＿

报告时间＿＿＿＿＿＿＿＿＿＿

七、教师评语及成绩

教师签名＿＿＿＿＿＿＿＿＿＿＿＿　　　　年　　月　　日